Dolor de cabeza Recurso Guía

Dra. Sheila Harrison

Tabla de contenidos

Revisar

Obtenga más información sobre los diferentes tipos de dolor de cabeza, incluidas la migraña y la cefalea tensional, sus síntomas, causas, prevención, remedios caseros y tratamiento.

Los dolores de cabeza son una afección común que se caracteriza por dolor que se produce en la zona de la cabeza o la parte superior del cuello. Hay muchos tipos diferentes de dolores de cabeza: comunes y raros. Aquí hay una guía de 15 tipos reconocidos de dolores de cabeza y cómo tratar cada uno de ellos.

Dolores de cabeza primarios versus dolores de cabeza secundarios

Los dolores de cabeza se pueden dividir en dos categorías: primarios y secundarios.

Un dolor de cabeza primario ocurre como una condición en sí misma y no está relacionado con ninguna otra causa. Los principales tipos de dolores de cabeza primarios son las migrañas, las cefaleas tensionales, las cefaleas en racimos y las cefaleas hipnóticas.

Por otro lado, los dolores de cabeza secundarios ocurren como resultado de otra afección; esto incluye dolores de cabeza hormonales que ocurren debido a un cambio hormonal, dolores de cabeza por lesiones en la cabeza que ocurren después de una conmoción cerebral o un latigazo cervical, e incluso dolores de cabeza por resaca que ocurren después de una noche de ejercicio excesivo. consumo de alcohol.

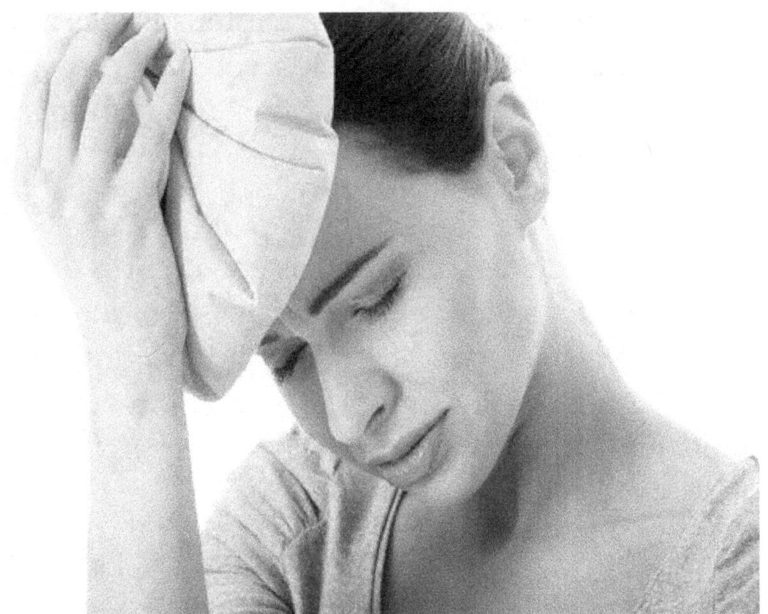

Número 1
Cefalea tensional

Uno de los tipos más comunes de dolores de cabeza, los dolores de cabeza tensionales causan dolor detrás de los ojos y en la base del cuello. Los síntomas incluyen tensión muscular en la sien, sensación de una banda apretada de presión alrededor de la cabeza y dolor continuo pero no punzante.

El dolor puede variar de leve a intenso, y las mujeres de entre 20 y 40 años suelen ser más propensas a sufrir dolores de cabeza tensionales en comparación con los hombres.

La mayoría de las experiencias con dolores de cabeza tensionales tienden a ser episódicas, lo que significa que ocurren esporádicamente una o dos veces al mes, o menos. Sin embargo, los dolores de cabeza tensionales también pueden ser crónicos.

Los dolores de cabeza tensionales se asocian comúnmente con estrés, fatiga, artritis, ansiedad o depresión, pero también pueden ser el resultado de una mala postura, fatiga visual y dientes o mandíbulas desalineados.

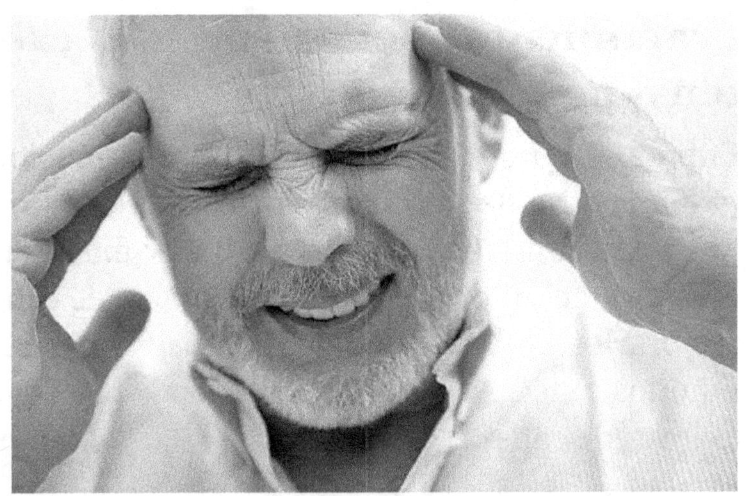

Forma tensional del dolor de cabeza

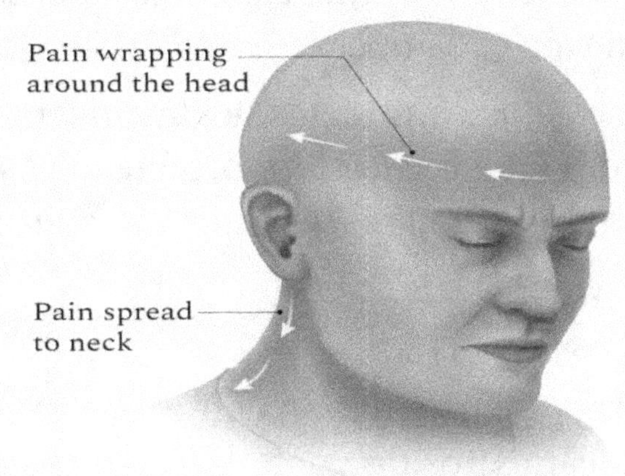

Tratamiento del dolor de cabeza tensional

Cuando se trata de dolores de cabeza tensionales (y la mayoría de los dolores de cabeza), su primera línea de tratamiento puede ser beber más agua. La deshidratación puede provocar dolores de cabeza o mejorarlos, por lo que aumentar la ingesta de líquidos puede ayudar a mitigar y prevenir los dolores de cabeza.

La falta de sueño es un desencadenante común del dolor de cabeza, así que asegúrese de controlar cuánto duerme cada noche.

Más allá de estas estrategias, los medicamentos de venta libre (OTC) como el ibuprofeno, la aspirina y el paracetamol pueden eliminar los síntomas del dolor de cabeza.

Sin embargo, tenga cuidado con el uso excesivo de estos medicamentos de venta libre, ya que pueden provocar síntomas de dolor de cabeza recurrentes más graves a medida que deja de tomarlos y los efectos de los medicamentos desaparecen.

Número 2
Migraña

Las migrañas son dolores de cabeza de moderados a intensos que se manifiestan como un dolor punzante en un lado de la cabeza. Esto puede ir acompañado de otros síntomas, como náuseas y mayor sensibilidad a la luz y el sonido circundantes.

Las migrañas son eventos complicados que pueden desencadenarse por diferentes motivos y los síntomas también pueden manifestarse de manera diferente. Aunque los ataques de migraña crónica grave pueden afectar la calidad de vida, las migrañas generalmente ocurren con un patrón reconocible que las hace fáciles de diagnosticar y tratar.

Lo que distingue a la migraña del dolor de cabeza es que tiende a pasar por varias etapas:

1. **La fase prodrómica**: Pueden aparecer signos de advertencia previos a la migraña (estreñimiento, depresión, antojos de comida, hiperactividad, irritabilidad, rigidez del cuello, etc.) uno o dos días antes del ataque de migraña.

2. **La fase del aura**: Algunas personas pueden experimentar alteraciones visuales o'auras visuales justo antes del ataque.

   Algunos no experimentan esta fase, sino que pueden experimentar cambios de humor, fatiga, confusión mental, retención de líquidos, diarrea, aumento de la micción, náuseas y congestión nasal.

3. **La fase de ataque**: Esto ocurre como un dolor punzante que generalmente se siente encima de los ojos y afecta un lado de la cabeza, que puede durar desde unas horas hasta varios días. La actividad física y el movimiento suelen empeorar el dolor.

4. **La fase prodrómica**: El dolor cede.

Las migrañas le pueden ocurrir a cualquier persona, aunque tienden a ser más comunes en mujeres adultas que en hombres. Algunas mujeres pueden encontrar que los ataques de migraña tienden a coincidir con su ciclo menstrual..

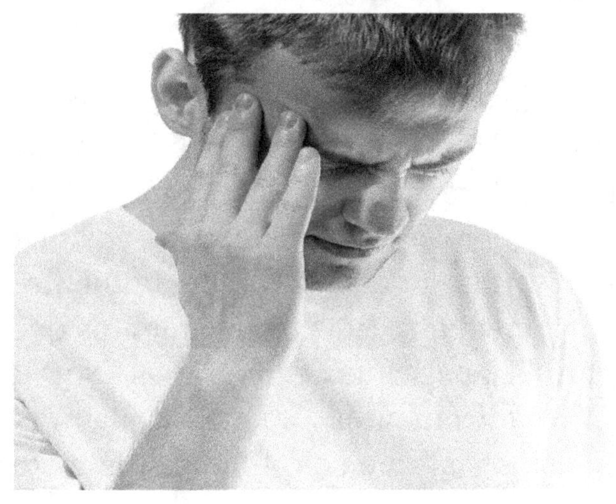

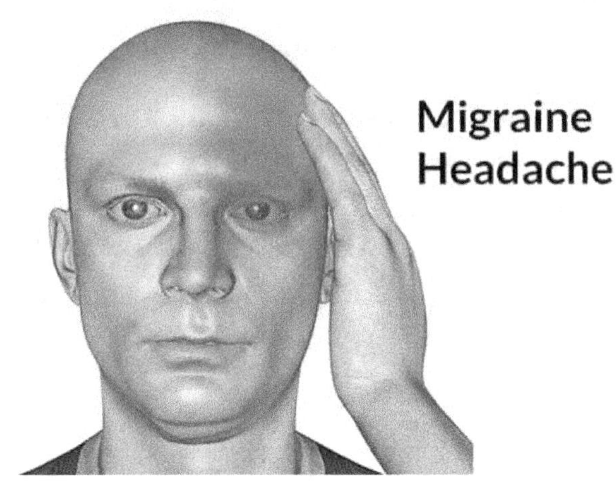

Tratamiento de la migraña

Dado que las migrañas pueden ser causadas por varios factores, la mejor estrategia para controlarlas depende de la frecuencia y gravedad de los síntomas y de cómo afectan su vida.

Los medicamentos de venta libre, como el paracetamol y el ibuprofeno, pueden ayudar a aliviar algunos dolores de migraña. Sin embargo, si sus migrañas persisten, consulte a un médico para conocer otras opciones de tratamiento. Algunos médicos pueden recetar medicamentos que ayudan a prevenir la aparición de migrañas. Por lo general, estos medicamentos tienen algunos efectos secundarios, así que solo tome estos medicamentos cuando se los receten.

Será útil mantenerse alejado de los desencadenantes de la migraña tanto como sea posible. Puede considerar anotar los posibles desencadenantes de la migraña para ayudarlo a usted y a su médico a identificarlos a largo plazo.

Número 3
Terrible dolor de cabeza

Como su nombre lo indica, las cefaleas en racimos son dolores de cabeza primarios que ocurren en "racimos" hasta ocho veces por día. Este tipo de dolor de cabeza puede provocar un dolor intenso y debilitante que aparece repentinamente. A menudo se considera uno de los tipos de dolor de cabeza más dolorosos y se describe como un dolor punzante y punzante que se produce detrás del ojo o en el costado de la cabeza.

Los dolores de cabeza en racimos comprenden ataques cortos que duran entre 15 minutos y 3 horas. Estos grupos diarios ocurren en ciclos que pueden durar semanas o meses, y los dolores de cabeza en racimos ocurren a diario. Entre estos ciclos se encuentra el período de remisión que puede durar meses o años, en el que el individuo normalmente permanece libre de dolores de cabeza. Se considera que aquellos con períodos de remisión que duran menos de un mes tienen dolores de cabeza en racimos crónicos.

Una característica clave que separa las cefaleas en racimos de las migrañas son las acciones que empeoran o disminuyen el efecto del dolor de cabeza durante un ataque. Los pacientes con migraña a menudo optan por acostarse en una habitación oscura o quedarse quietos durante un ataque, ya que el movimiento tiende a empeorar las migrañas.

Por otro lado, la mayoría de las personas que sufren dolores de cabeza en racimos descubren que quedarse quietos no ayuda en nada con el dolor y tienden a inquietarse y moverse durante un ataque. Incluso pueden recurrir a golpearse la cabeza con algo para distraerse del dolor.

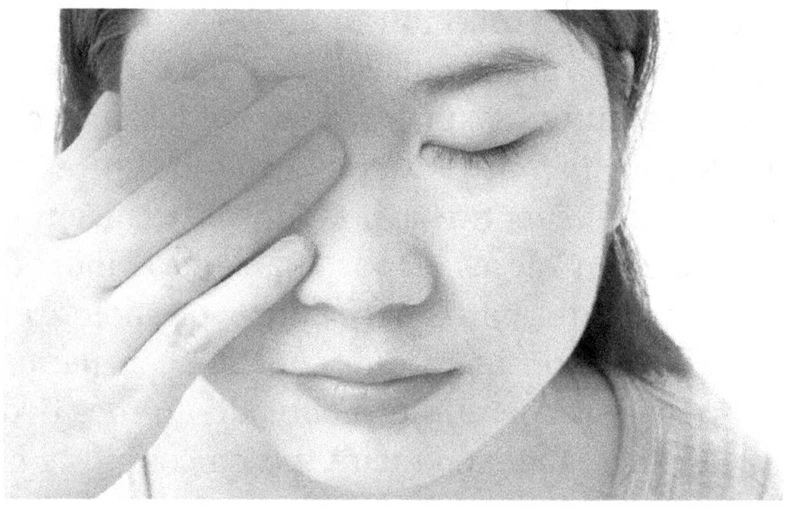

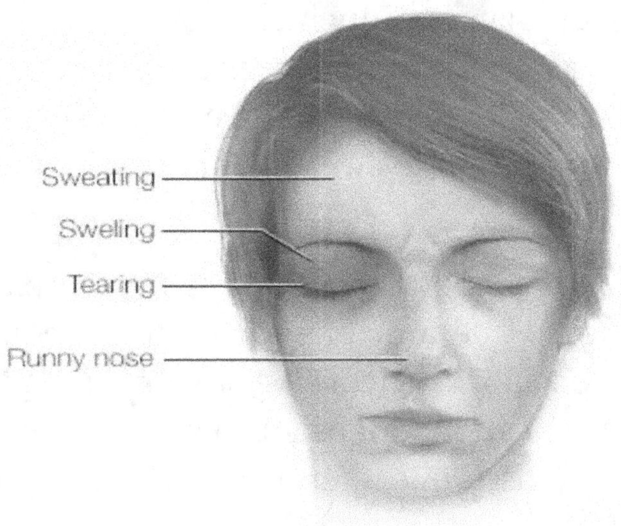

Tratamiento del dolor de cabeza en racimos

Según la American Migraine Foundation, las personas que experimentan dolores de cabeza en racimos a menudo son tratadas incorrectamente por médicos que intentan tratar sus síntomas de la misma manera que con las migrañas. Sin embargo, las cefaleas en racimos y las migrañas son formas diferentes de dolores de cabeza que requieren diferentes tipos de tratamientos.

Hay varias formas de reducir los síntomas de la cefalea en racimos, incluidas prescripciones de esteroides, medicamentos preventivos y otros tratamientos experimentales más nuevos que se están desarrollando actualmente.

La mejor manera de encontrar un plan de tratamiento que funcione para usted es consultar a un especialista (neurólogo) sobre un plan de tratamiento individualizado para los dolores de cabeza intensos que alteran su calidad de vida.

Número 4
Dolor de cabeza hipnótico

Los dolores de cabeza hipnóticos son un tipo poco común de dolor de cabeza que ocurre cuando uno está durmiendo. A veces se les llama "dolores de cabeza de despertador" por la forma en que despiertan a las personas de su sueño.

Estos dolores de cabeza suelen aparecer aproximadamente a la misma hora todas las noches durante varios días a la semana, y cada ataque dura de 15 minutos a 4 horas. El dolor puede variar de leve a intenso y puede ir acompañado de síntomas similares a los de la migraña, como náuseas y sensibilidad a la luz y al sonido.

Actualmente aún se desconoce la causa exacta de los dolores de cabeza hipnóticos, aunque algunos expertos creen que podrían estar relacionados con problemas en las partes del cerebro que involucran el manejo del dolor, el sueño REM y la producción de melatonina.

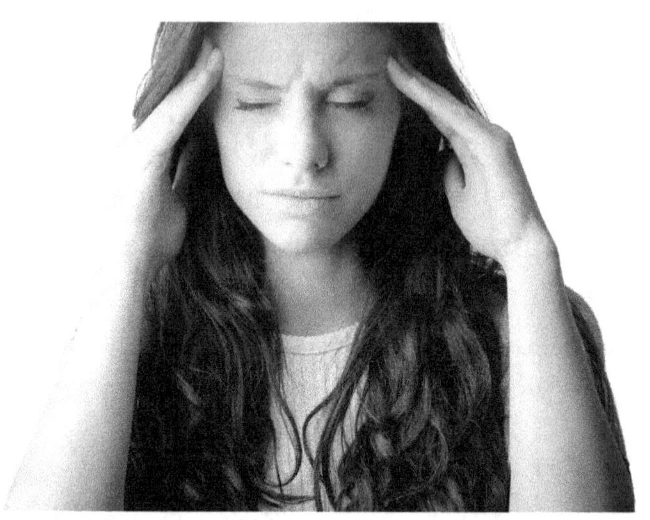

Tratamiento del dolor de cabeza hipnótico

Aunque actualmente no existen tratamientos específicos para los dolores de cabeza hipnóticos, su médico podría recomendarle que intente tomar una dosis de cafeína antes de acostarse en forma de café, ya que se ha demostrado que ayuda a reducir los ataques de dolor de cabeza hipnótico sin causar efectos secundarios graves.

Se pueden tomar medicamentos de venta libre para controlar el dolor, aunque la dependencia prolongada de estos puede causar dolores de cabeza crónicos. Siempre hable con su médico antes de probar cualquier tipo de medicamento nuevo.

Número 5

Dolor de cabeza por sinusitis

Los dolores de cabeza sinusales (llamados rinosinusitis) son un dolor de cabeza secundario poco común que ocurre debido a una infección viral o bacteriana de los senos nasales. Los síntomas incluyen secreción nasal espesa y descolorida, disminución del sentido del olfato, dolor o presión facial y fiebre.

Es bastante común que las personas que se "autodiagnostican" con dolores de cabeza sinusales en realidad padecen migrañas, debido a síntomas compartidos como la presión en la frente y la cara sobre los senos nasales, congestión nasal y secreción nasal.

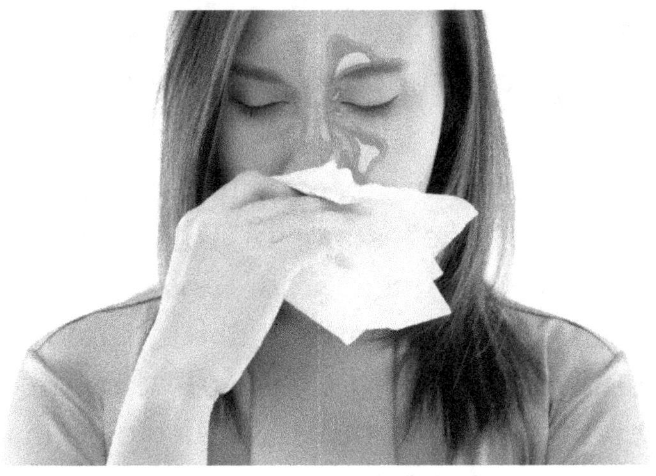

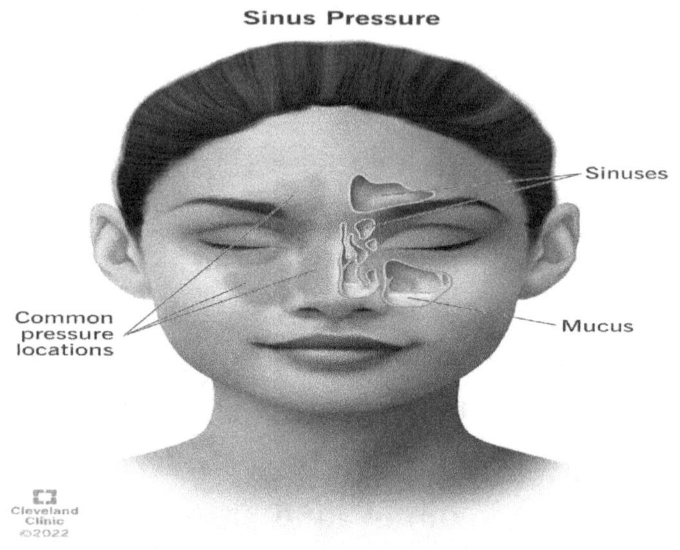

Tratamiento del dolor de cabeza sinusal

Si le han diagnosticado una infección bacteriana de los senos nasales, el médico debe recetar un tratamiento con antibióticos, que debería resolver los síntomas del dolor de cabeza después de unos días.

Si el dolor persiste, consulte nuevamente a su médico, ya que es posible que esté sufriendo migrañas en lugar de dolores de cabeza inusuales, lo que requerirá un tipo de tratamiento diferente. Luego, su médico podría recetar un tratamiento específico para la migraña y ver si sus síntomas mejoran.

Número 6
Migraña ocular

Las migrañas oculares son una afección poco común caracterizada por la pérdida temporal de la visión en un ojo. Esto suele ser causado por una reducción del flujo sanguíneo o espasmos en los vasos sanguíneos dentro de la retina o detrás del ojo.

Las migrañas oculares pueden ser indoloras o pueden ocurrir junto con o después de una migraña, y la visión en el ojo afectado generalmente vuelve a la normalidad en una hora. Los síntomas incluyen un pequeño punto ciego que afecta la visión central de un ojo y puede agrandarse, lo que podría terminar impidiéndole conducir o caminar si el ataque ocurre cuando está fuera de casa.

Las migrañas oculares a menudo se utilizan incorrectamente para describir migrañas visuales, que son mucho más comunes e inofensivas.

Tratamiento para la migraña ocular

El primer paso es consultar a tu médico, quien determinará si padeces migrañas oculares o alguna otra afección. Como los ataques suelen durar menos de una hora, la mayoría de las personas no suelen necesitar tratamiento y se les recomendará que dejen de realizar sus actividades durante el ataque hasta que su visión vuelva a la normalidad.

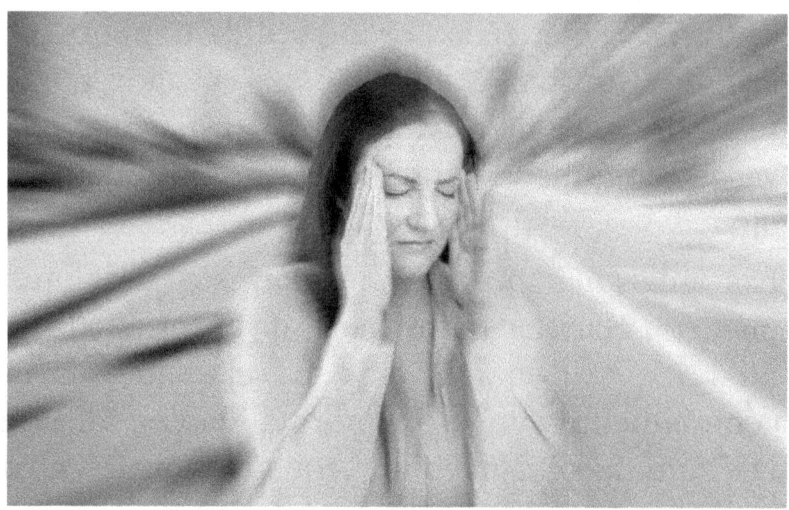

Una pérdida repentina de visión en un ojo puede estar relacionada con un problema ocular más grave no relacionado con dolores de cabeza. Si de repente experimenta algún tipo de punto ciego en su visión, consulte a un oftalmólogo de inmediato para determinar si se trata de un problema de visión temporal e inofensivo o un síntoma de algo más grave, como un desprendimiento de retina o un ataque.

Número 7

Migraña visual/Aura de migraña

Algunas personas experimentan un fenómeno llamado migraña visual o aura de migraña poco antes del ataque de migraña. Estos a menudo ocurren repentinamente y desaparecen en aproximadamente 30 minutos, y pueden ir acompañados o no de una migraña.

Estos pueden manifestarse como:

1. Un punto ciego parpadeante cerca del centro del campo de visión.

2. Un anillo ondulado de luz de colores que rodea un punto ciego central.

3. Un punto ciego que emigra lentamente a través de su campo visual.

Una forma de determinar si está experimentando una migraña ocular o una migraña visual es cerrar un ojo a la vez; si la alteración ocurre en un solo ojo, es probable que sea una migraña ocular, y si ocurre en ambos ojos, es probable que sea una migraña visual.

Tratamiento para la migraña visual

Al igual que con las migrañas oculares, el primer paso es consultar a un médico acerca de sus problemas de visión.

La mejor manera de prevenir las migrañas visuales es evitar los desencadenantes de la migraña y dormir lo suficiente. También puede tomar medicamentos de venta libre para mitigar el dolor de cabeza ocasionalmente.

Número 8

Dolor de cabeza hormonal (dolor de cabeza durante la menstruación)

Debido a las fluctuaciones naturales en los niveles hormonales que experimentan las mujeres a lo largo del mes, muchas mujeres sufren síntomas incómodos durante el período de su ciclo menstrual, incluidos dolores de cabeza.

Debido a la caída natural de los niveles de estrógeno durante este tiempo, es más probable que se desarrollen migrañas en los dos días anteriores al período menstrual o durante los primeros tres días de un período menstrual.

Más allá de los períodos menstruales, otras causas de dolores de cabeza hormonales incluyen la toma de píldoras anticonceptivas orales combinadas (que contienen estrógeno) que implican una semana sin píldoras, la menopausia y el embarazo.

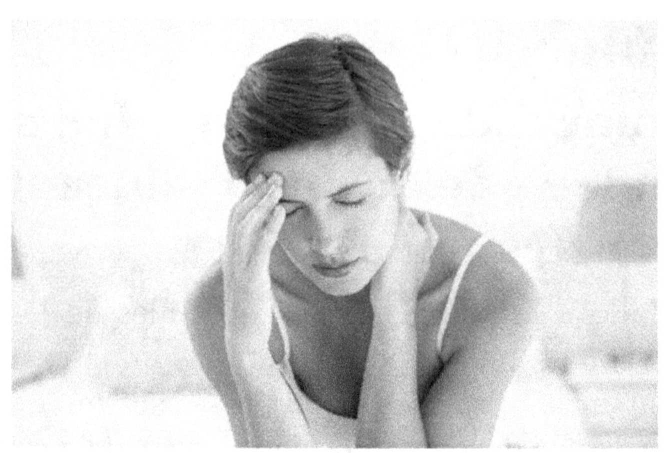

Tratamiento hormonal del dolor de cabeza

El tratamiento para los dolores de cabeza hormonales generalmente implica mitigar los síntomas del dolor de cabeza mediante medicamentos de venta libre o medicamentos recetados que se toman alrededor del momento del período.

Si sus dolores de cabeza son causados por una caída en los niveles de estrógeno durante la semana sin tomar píldoras anticonceptivas combinadas, puede consultar con su médico sobre el cambio a un anticonceptivo continuo, como píldoras combinadas sin interrupción, mini píldoras de progesterona sola, e implantes anticonceptivos.

Lea nuestra práctica guía para obtener más información sobre Diferentes tipos de anticonceptivos disponibles en Malasia..

Número 9

Dolor de cabeza cervicogénico

Un dolor de cabeza cervicogénico es un dolor que se desarrolla en el cuello y se irradia hacia la parte posterior y frontal de la cabeza, a menudo acompañado de rigidez en el cuello. Estos suelen ser el resultado de problemas estructurales en el cuello y las vértebras cervicales (vértebras en la parte superior de la columna).

Los dolores de cabeza cervicales génicos pueden desarrollarse en personas que trabajan en trabajos que los ponen en mayor riesgo de sufrir tensión en el cuello, como taxistas y trabajadores. Los dolores de cabeza cervicales genéticos también pueden ocurrir después de una lesión en el cuello, como un latigazo cervical.

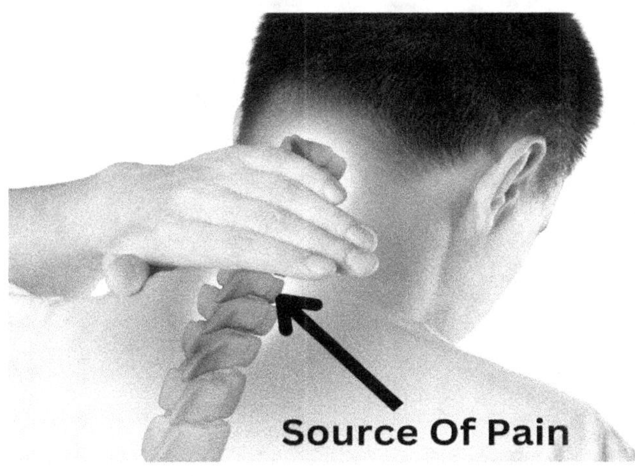

Tratamiento del dolor de cabeza cervicogénico

El tratamiento del dolor de cabeza cervicogénico se centra en eliminar la causa del dolor de cuello. Su médico puede recetar medicamentos o analgésicos de venta libre para ayudar a controlar los síntomas dolorosos.

La fisioterapia que implica masaje de tejidos blandos y movimiento de las articulaciones también puede ser un tratamiento eficaz, ya que trata directamente la causa del dolor de cuello que provoca dolores de cabeza cervical génicos.

Número 10

Dolor de cabeza posterior a la lesión

Un dolor de cabeza posterior a una lesión es un dolor de cabeza secundario que puede ocurrir en los días y semanas posteriores a una lesión traumática en la cabeza.

Los dolores de cabeza inmediatamente después de una lesión en la cabeza son bastante comunes y generalmente disminuyen en los días siguientes, pero un dolor de cabeza persistente que dura más se considera un dolor de cabeza posterior a una lesión.

Este tipo de dolores de cabeza suelen caracterizarse como un dolor constante diario que afecta a ambos lados de la cabeza. Estos ataques de dolor suelen ser de leves a moderados, aunque se pueden experimentar algunos picos de dolor similares al de una migraña.

Otros cambios y síntomas que las personas pueden experimentar después de una lesión incluyen síntomas neurológicos como mareos, visión borrosa, alteraciones del sueño y zumbidos en el oído.

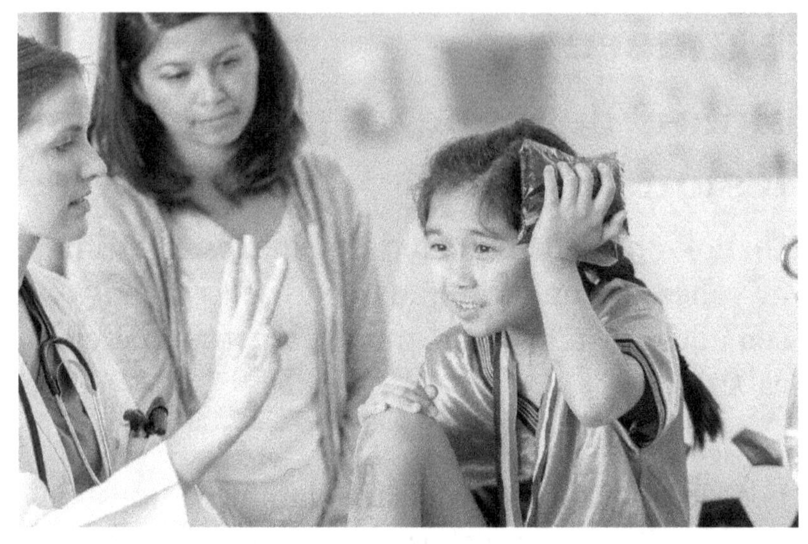

Tratamiento del dolor de cabeza posterior a una lesión

El tratamiento para este tipo de dolor de cabeza es sintomático y, a menudo, consiste en tratamientos para el dolor de cabeza tensional, como medicamentos. Su médico también puede recomendarle que descanse y duerma lo suficiente después de una lesión traumática para ayudar a reducir los síntomas y evitar el consumo de estimulantes como la nicotina y el alcohol.

Número 11

Tos Dolor de cabeza

Los dolores de cabeza por tos ocurren en algunas personas cuando experimentan dolores de cabeza causados por un ataque de tos que a menudo es provocado por un aumento repentino de la presión dentro del abdomen y el pecho. Estos dolores de cabeza pueden ser primarios o secundarios.

Si tiene sinusitis o un resfriado, su tos puede volverse más fuerte, lo que aumenta el riesgo de sufrir dolores de cabeza por tos. Este dolor de cabeza también puede ocurrir después de estornudar, reír, hacer esfuerzo al defecar y agacharse durante demasiado tiempo.

Este tipo de dolores de cabeza no suelen ser nada graves, sobre todo si son dolores de cabeza primarios, que tienden a mejorar por sí solos. Sin embargo, los dolores de cabeza secundarios a la tos podrían indicar un problema más grave (una forma anormal del cráneo, debilidad en un vaso sanguíneo del cerebro que podría provocar un aneurisma, un tumor cerebral, etc.).

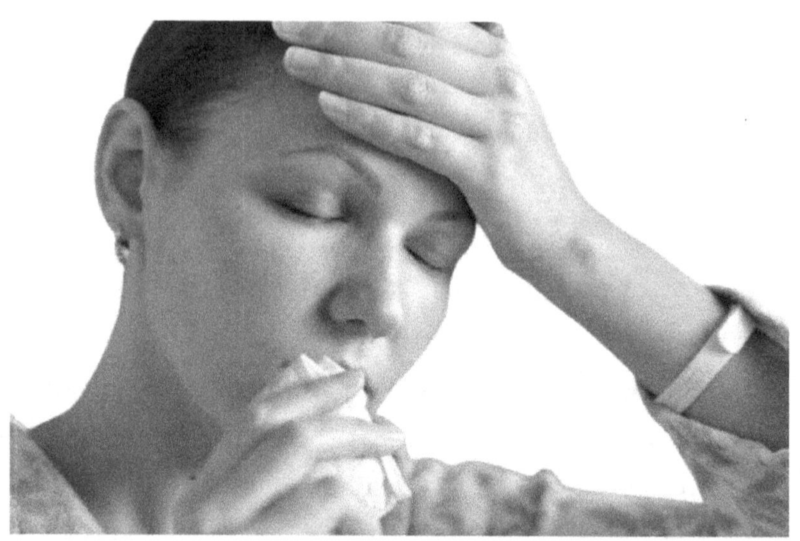

Tratamiento del dolor de cabeza por tos

Los dolores de cabeza primarios por tos a menudo se pueden tratar con medicamentos, como antiinflamatorios de venta libre, para reducir la tos y los medicamentos para la presión arterial.

El tratamiento del dolor de cabeza por tos secundario es más complejo y dependerá de cuál sea la causa que el médico determine, si se trata de una malformación del cráneo o de un tumor cerebral.

Número 12

Dolor de cabeza por esfuerzo (dolor de cabeza después del ejercicio)

Los dolores de cabeza por esfuerzo son dolores de cabeza provocados por la actividad física como el ejercicio. Este tipo de dolor de cabeza a menudo se siente como un dolor pulsante en ambos lados de la cabeza durante o después de un entrenamiento y, por lo general, no dura más de varios minutos.

Aunque se desconocen las causas, algunos expertos médicos creen que el ejercicio extenuante estrecha los vasos sanguíneos dentro del cráneo y provoca dolores de cabeza. Es probable que estos dolores de cabeza se desarrollen al hacer ejercicio en climas cálidos o en altitudes elevadas.

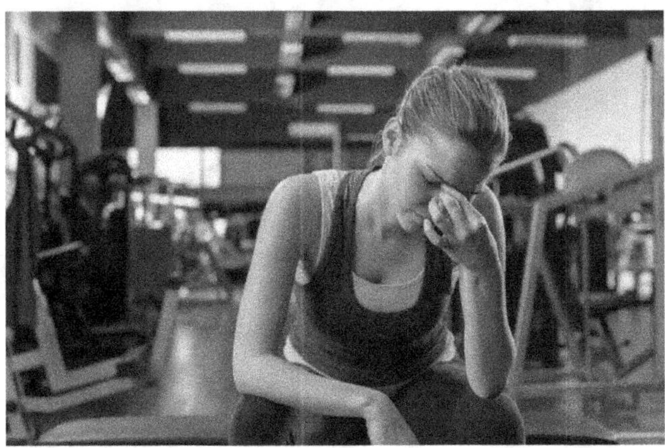

Tratamiento del dolor de cabeza por esfuerzo

La mayoría de los dolores de cabeza por esfuerzo desaparecen por sí solos en unos pocos meses. Puede tomar medicamentos de venta libre para ayudar con el dolor de cabeza, así como aplicar una toalla caliente o una almohadilla térmica en la frente. También debes beber muchos líquidos antes, durante y después del ejercicio para prevenir la deshidratación.

Si tiene dolores de cabeza frecuentes después de hacer ejercicio y experimenta otros síntomas inusuales, programe una cita con su médico para descartar cualquier afección subyacente grave.

Número 13

Dolor de cabeza por drogas estimulantes

Los dolores de cabeza y las migrañas se asocian con personas con trastorno por déficit de atención (TDA) y trastorno por déficit de atención con hiperactividad (TDAH) a quienes se les recetan medicamentos estimulantes, como Adderall.

La mayoría de las personas informan dos tipos diferentes de dolores de cabeza cuando usan medicamentos para tratar el TDAH y el TDA. El primero es un tipo de dolor de cabeza más leve que generalmente se siente en la parte posterior de la cabeza y que ocurre al final de la dosis. Este tipo de dolor de cabeza es relativamente soportable y, si se desea, generalmente se puede aliviar tomando medicamentos de venta libre.

El segundo tipo de dolor de cabeza tiende a ser más intenso y generalmente se siente irradiando por toda la cabeza durante toda la dosis (y a veces incluso después de que cada dosis haya desaparecido). Los pacientes con antecedentes familiares de migrañas suelen ser más susceptibles a este tipo de efectos secundarios de dolor de cabeza intenso.

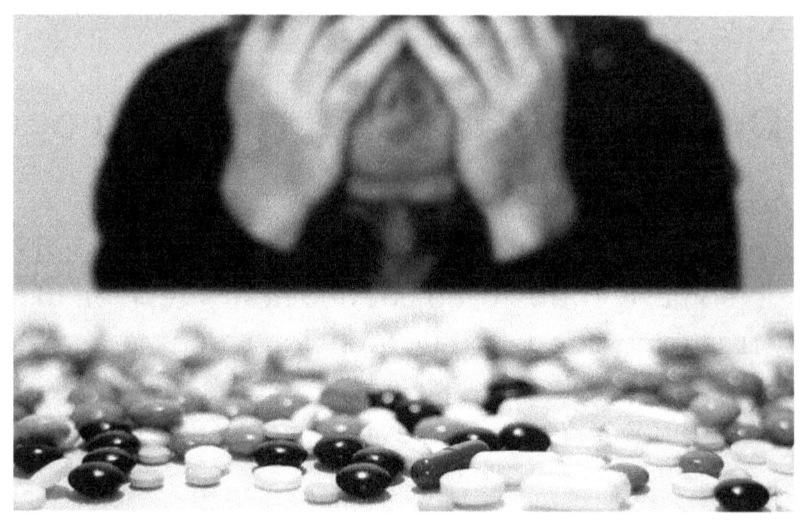

Tratamiento del dolor de cabeza con drogas estimulantes

Si experimenta dolores de cabeza recurrentes como efecto secundario de su prescripción, consulte a su médico para conocer el mejor tratamiento. Su médico podría considerar cambiar el tipo de medicamento recetado para ayudar con los síntomas.

Número 14

Dolor de cabeza por cafeína

¿Sabías que la cafeína puede provocar y aliviar los dolores de cabeza?

Los dolores de cabeza pueden ser causados por una sobredosis de cafeína. La cafeína no solo se encuentra en el café: se encuentra en bebidas energéticas, suplementos de entrenamiento como los pre-entrenamiento, ciertos refrescos y otros alimentos y bebidas. Un efecto secundario de la cafeína es que te hace orinar más (ya que es diurético), lo que deshidrata. A su vez, la deshidratación puede provocar dolores de cabeza.

Por otro lado, la cafeína también puede ayudar a tratar los dolores de cabeza. El médico prescribe cafeína a algunas personas en un intento por aliviar los dolores de cabeza crónicos, especialmente a los pacientes con dolores de cabeza hipnóticos.

Sin embargo, una vez que su cuerpo se adapta a la cafeína, suspender su consumo aunque sea por un día podría causar algunos efectos secundarios desagradables. Dado que la cafeína estrecha los vasos sanguíneos que rodean el cerebro, una interrupción repentina del consumo provoca que estos vasos sanguíneos se dilaten. El aumento del flujo sanguíneo alrededor del cerebro ejerce presión sobre los nervios circundantes, lo que puede provocar dolores de cabeza por abstinencia de cafeína.

Esto le puede pasar a cualquiera que consuma café con regularidad, incluso en dosis tan pequeñas como una taza de café al día. Si ha estado tomando cafeína para aliviar sus dolores de cabeza, suspender el consumo de cafeína puede resultar en un "efecto rebote" durante el cual sus dolores de cabeza empeoran después de dejar de consumirla, similar a cómo una dependencia excesiva de los medicamentos para los dolores de cabeza puede resultar en un dolor de cabeza peor. después de dejar de tomarlo.

Tratamiento del dolor de cabeza con cafeína

No existe una forma real de prevenir o detener la aparición de dolores de cabeza causados por la cafeína. Sin embargo, si consume cafeína con regularidad, puede controlar su ingesta para asegurarse de no tomar demasiada cafeína cada día. Beba también mucha agua para asegurarse de que su cuerpo esté bien hidratado, ya que la cafeína es un diurético.

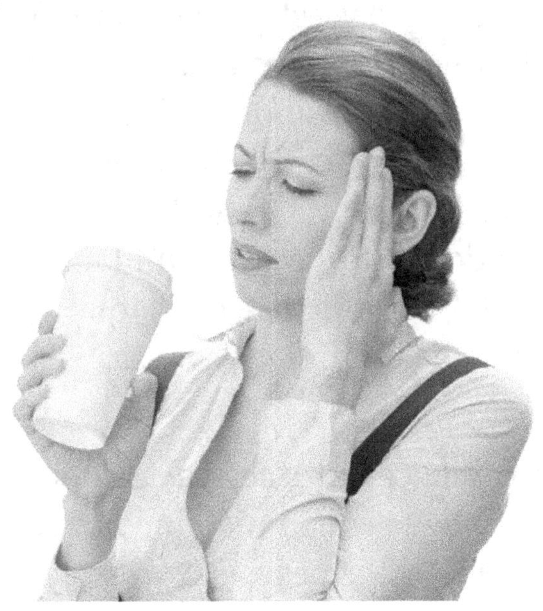

Número 15
Dolor de cabeza por resaca

Las noches de vino son excelentes para relajarse, pero tomar demasiadas copas puede resultar en algunos después de la mañana desagradables.

A pesar de lo cálido y confuso que a menudo te hace sentir el alcohol, sigue siendo una sustancia que afecta negativamente al cerebro, el hígado, los riñones y otros sistemas del cuerpo. Muchos de estos efectos persisten hasta el día siguiente, incluso después de que su cuerpo se desintoxica del alcohol. La deshidratación es un efecto importante, junto con las alteraciones de la química sanguínea, la digestión y el ciclo del sueño. Todo esto se acumula en lo que conocemos como resaca, que suele ir acompañada de dolores de cabeza.

La duración de cada resaca varía dependiendo de cuánto alcohol se consumió, qué tan hidratado (o deshidratado) esté, peso, sexo, estado de salud actual y más. Las personas que ya son propensas a las migrañas tienden a experimentar más casos de dolores de cabeza junto con la resaca.

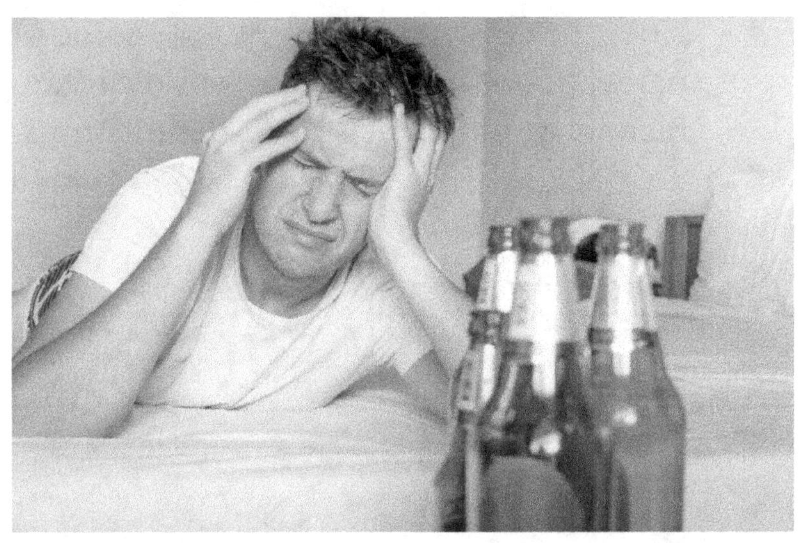

Tratamiento del dolor de cabeza por resaca

A pesar de todas las bebidas y jaleas para la resaca que dicen prevenirla, la mejor y más confiable forma de evitarla es: no beber.

Si terminas con un terrible dolor de cabeza después de una noche de excesos, aquí tienes algunas cosas que puedes hacer:

- Beba más líquidos (que no sean alcohol) para evitar la deshidratación, como agua y bebidas deportivas.

- No tome medicamentos como el paracetamol que puedan sobrecargar su hígado (y, en primer lugar, definitivamente no beba mientras esté tomando medicamentos).

- Evite más alcohol, eso es un hecho.

¿Cuándo consultar a un médico por dolores de cabeza?

La mayoría de los dolores de cabeza suelen ser leves y desaparecen con reposo y la automedicación ocasional. Si su dolor de cabeza es crónico, es posible que desee consultar a un médico de cabecera o que lo deriven a un especialista que pueda diseñar un plan de tratamiento para usted.

Aunque la mayoría de los dolores de cabeza no requieren intervención médica inmediata, los dolores de cabeza persistentes y severos pueden indicar problemas más graves que requieren atención médica inmediata.

Consulte a un médico de inmediato o diríjase al departamento de emergencias si su dolor de cabeza:

- Es abrupto y severo, y/o dura más de 72 horas con pocos o ningún intervalo

- Ocurre con fiebre

- Ocurre después de una lesión en la cabeza y empeora

- Dura unos días o semanas y empeora después de toser, hacer ejercicio, hacer esfuerzo o realizar un movimiento repentino.

- Se acompaña de vómitos intensos e incontrolables.

- Ocurre junto con confusión y dificultad para comprender lo que dicen otras personas.